Samer Dhaher
Khalil I Alhamdi
Jinan Q Mohammed

Avaliação do nível sérico de androgénios na acne pós-adolescente

Samer Dhaher
Khalil I Alhamdi
Jinan Q Mohammed

Avaliação do nível sérico de androgénios na acne pós-adolescente

ScienciaScripts

Imprint

Any brand names and product names mentioned in this book are subject to trademark, brand or patent protection and are trademarks or registered trademarks of their respective holders. The use of brand names, product names, common names, trade names, product descriptions etc. even without a particular marking in this work is in no way to be construed to mean that such names may be regarded as unrestricted in respect of trademark and brand protection legislation and could thus be used by anyone.

Cover image: www.ingimage.com

This book is a translation from the original published under ISBN 978-3-659-82696-2.

Publisher:
Sciencia Scripts
is a trademark of
Dodo Books Indian Ocean Ltd. and OmniScriptum S.R.L publishing group

120 High Road, East Finchley, London, N2 9ED, United Kingdom
Str. Armeneasca 28/1, office 1, Chisinau MD-2012, Republic of Moldova, Europe
Managing Directors: Ieva Konstantinova, Victoria Ursu
info@omniscriptum.com

Printed at: see last page
ISBN: 978-620-3-34069-3

Conteúdo:

Dedicação

Este trabalho é dedicado à minha família, aos meus colegas do Departamento de Dermatologia que me apoiaram durante o período de estudo

Introdução:

A acne é uma doença inflamatória crónica das unidades pilossebáceas (UPP). Caracteriza-se por seborreia, formação de comedões abertos e fechados, pápulas e pústulas eritematosas e, em casos mais graves, nódulos, pústulas profundas e pseudoquistos. Em alguns casos, é acompanhada de cicatrizes [1].

Os locais de predileção da acne vulgar são a face, a parte superior do tronco e a parte superior dos braços. A acne vulgar é uma doença dos adolescentes, sendo que 90% de todos os adolescentes são afectados de alguma forma. Pode começar nos vinte ou trinta anos, ou pode persistir durante muitos anos [2].

Etiologia e patogénese:

A acne é uma doença que envolve a PSU e é mais frequente e intensa nas áreas onde as glândulas sebáceas (GS) são maiores e mais numerosas. A acne inicia-se em indivíduos predispostos quando a produção sebácea aumenta, o Propionibacterium acnes *(P. acnes)* prolifera no sebo e o epitélio folicular sofre alterações e forma placas denominadas comedões [3].

Os seguintes factores estão envolvidos na patogénese da acne:

1. Aumento da secreção sebácea:

Os doentes com acne, homens e mulheres, excretam em média mais sebo do que os indivíduos normais. A atividade da SG depende predominantemente das hormonas sexuais androgénicas das glândulas gonadais ou supra-renais [4]. O sebo passa através do canal folicular e é hidrolisado pelo P. acne para libertar ácidos gordos livres que são comedogénicos e causam inflamação nos folículos capilares e à sua volta [5, 6].

2. Obstrução do ducto pilossebáceo:

A lesão inicial da acne resulta do bloqueio do canal folicular. O aumento do número de células cornificadas permanece aderente ao canal folicular (queratose de retenção) diretamente acima da abertura do ducto da glândula sebácea, formando um tampão (microcomedão). O tampão alarga-se atrás de um orifício folicular muito pequeno na superfície da pele e torna-se visível como um comedão fechado (pápula branca e firme). Se o orifício folicular se dilatar, surge um comedão aberto (cabeça negra) (3) .

3. Micro-organismos:

Os três principais organismos isolados da superfície da pele e dos ductos de pacientes com acne são Propionebacterium acne *(P.acne)*, *S.epidermidis* e M. furfur [1]. O P.acne é um difteróide anaeróbio que habita a pele normal e o principal componente da flora microbiana dos folículos pilossebáceos [7, 8]. A contagem de P.acne é mais elevada em indivíduos com acne do que naqueles sem acne [9]. As lipases produzidas pelo P. acne hidrolisam os triglicéridos do sebo em ácidos gordos livres que são irritantes e libertam substâncias quimiotácticas para as células polimorfonucleares. No entanto, o seu potencial comedogénico continua por esclarecer. Além disso, a inibição das lipases não produz qualquer melhoria nas formas inflamatórias da acne. É portanto provável que outras enzimas desempenhem um papel, tais como: fosfotases, proteases, hialuronidases, neuramidases e lecitinases. Estas contribuem para a fragilidade e rutura da parede folicular na derme [9].Staphylococci epidermidis que é mais comum em doentes com acne e isolado da maioria dos locais do corpo [9].Malassezia furfur faz parte da flora normal da pele e aparece em grande número em áreas com atividade sebácea aumentada. Um estudo microbiológico iraquiano sobre lesões de acne mostrou que os comedões foram colonizados por P. acne em 83,7%, mais do que as pústulas em 60%, enquanto o S. epidermidis foi encontrado mais nas pústulas em 70% do que nos comedões em 65%, tendo sido observado um resultado semelhante no peito e nas costas [10].

4. Hormonal: Os androgénios dos testículos, ovários e supra-renais são os principais estimulantes da excreção de sebo. Na acne, as glândulas sebáceas respondem excessivamente a níveis normais destas hormonas (aumento da sensibilidade dos órgãos-alvo). Isto pode ser causado pelo facto de a atividade da 5α-redutase ser mais elevada nas glândulas sebáceas alvo do que noutras partes do corpo [11]. A secreção de sebo é estimulada pelos androgénios e é a chave para o desenvolvimento da acne vulgar. Vários investigadores procuraram uma relação direta entre os níveis séricos de androgénios, a taxa de secreção de sebo e a presença de acne. A presença de acne em raparigas pré-púberes e a produção de sebo em ambos os sexos estão correlacionadas com o sulfato de dehidroepiandrosterona (DHEA-S) sérico · o sulfato de dehidroepiandrosterona é um precursor adrenal para a síntese de androgénios mais potentes, como a testosterona e a dihidrotestosterona (DHT) [12].

Os androgénios prejudicam a função de barreira da pele. Como resultado, a síntese de ADN é estimulada, o que leva à hiperplasia epidérmica e à hiperqueratose folicular. Por conseguinte, os androgénios podem facilitar a formação de acne através da hiperqueratose folicular [13].

Várias funções da pele humana, especialmente dos apêndices, parecem estar fortemente dependentes de substâncias biologicamente activas

androgénios. O seu efeito é mediado pela ligação a receptores nucleares. A ausência de receptores de androgénio funcionais (ARs), por exemplo na síndrome de insensibilidade total aos androgénios, impede a ação dos androgénios nos apêndices cutâneos [14]. As glândulas endócrinas segregam 5 androgénios através de uma via semelhante: testosterona, sulfato de dehidroepiandrosterona (DHEA-S), dehidroepiandrosterona (DHEA), androstenediona e androstenediol, este último com atividade androgénica e estrogénica. A testosterona e o seu metabolito biologicamente ativo, a dihidrotestosterona (DHT), são os únicos androgénios com atividade androgénica direta. O DHEA-S, o DHEA e a androstenediona são todos precursores da testosterona.

Os ovários produzem 25% da testosterona circulante, que depende da hormona luteinizante (LH) segregada pela hipófise anterior. Os ovários também segregam 50% da androstenediona e 20% da DHEA. A testosterona é utilizada como marcador da secreção de androgénios nos ovários.

As glândulas supra-renais produzem todo o DHEA-S e 80% do DHEA; segregam também 50% da androstenediona e 25% da testosterona circulante. A DHEAS e a 11-androstenediona não são segregadas pelos ovários e, por isso, são utilizadas como marcadores da secreção de androgénios supra-renais. A secreção de androgénios supra-renais depende da hormona adrenocorticotrópica (ACTH) segregada pela pituitária anterior. Dos androgénios circulantes, apenas a testosterona e a DHT são capazes de ativar os receptores de androgénios. Nas mulheres em idade reprodutiva, 25% da testosterona circulante provém das supra-renais; os ovários contribuem com outros 25%. O resto da testosterona é produzido pela conversão periférica da androstenediona no tecido adiposo. Em mulheres saudáveis, 80% da testosterona está ligada à globulina de ligação às hormonas sexuais (SHBG), 19% está ligada à albumina e 1% circula livremente na corrente sanguínea [15].

A androgenicidade depende principalmente da fração não ligada, devido à elevada afinidade da SHBG com os androgénios ligados. Os níveis de SHBG aumentam e diminuem com base em condições e medicamentos [15]; os níveis de SHBG são aumentados por: estrogénios, hormona tiroideia, gravidez, preparações contendo estrogénios e diminuem por: androgénios, progestinas sintéticas (noretindrona, norgestrel, desogestrel, norgestimato), glicocorticóides, hormona do crescimento, insulina, obesidade, acromegalia, hipotiroidismo, hiperinsulinemia.

Cinco enzimas principais estão envolvidas na ativação e desativação dos androgénios na pele:

(1) A sulfatase esteroide metaboliza o DHEA-S em DHEA

(2) A 3B-hidroxiesteróide desidrogenase/5 - 4-isomerase (5-3B-HSD) converte a DHEA em androstenediona.

(3) A androstenediona é convertida em testosterona através da 17B-hidroxiesteróide desidrogenase (17B-HSD).

(4) A 5α-Reductase converte irreversivelmente a testosterona em DHT.

(5) A 3α-HSD cataboliza os androgénios activos em compostos que não se

ligam ao recetor de androgénios. Em alternativa, a aromatase pode converter a testosterona e a androstenediona em estrogénio em determinados tipos de células [14].

Causas do excesso de androgénios:

I-Síndrome dos ovários poliquísticos (SOP)

Cerca de 80-90% das mulheres com excesso de androgénios têm SOP. A SOP é a doença endocrinológica mais comum que afecta as mulheres nos seus anos reprodutivos. A prevalência nos Estados Unidos foi estimada em 5-7% e parece estar a aumentar. Aproximadamente 70% das mulheres com SOP têm uma testosterona livre ligeiramente elevada e 20-30% têm DHEA-S ligeiramente elevada [15]. Sinais virilizantes como clitoromegalia, voz grave, calvície temporal, masculinização do habitus corporal estão quase sempre ausentes [16]. A SOP é caracterizada por resistência à insulina, ovário poliquístico e presença de achados cutâneos androgénicos, incluindo acne, hirsutismo e alopecia androgénica. A SOP está também associada à síndrome metabólica, que se caracteriza por anomalias lipídicas, predisposição para a diabetes e doença cardíaca [17].

2- Síndrome de hiperandrogenismo, resistência à insulina e acantose nigricans (HAIR-AN):

A síndrome HAIR-AN é um subgrupo de mulheres com SOP que apresentam hiperandrogenismo, resistência à insulina, acantose nigricans e obesidade na ausência de defeito no recetor de insulina. Esta síndrome é encontrada em 1-3% das mulheres com hiperandrogenismo. A síndrome HAIR-AN é caracterizada por níveis elevados de insulina pós-desafio de glicose que podem atingir 300-500 µU/ml.

3-Hipertese do ovário:

A hipertezose ovárica é outra condição relacionada com a SOP que se apresenta mais frequentemente no período pré-menopáusico. Esta

A condição é responsável por menos de 1% das mulheres com

androgénios nos seus anos reprodutivos, mas a maioria dos casos de hiperandrogenemia em mulheres pós-menopáusicas. A hiperteose ovárica é descrita quando estão presentes ninhos de células theca luteinizadas no estroma ovárico. Embora exista uma sobreposição considerável entre a hiperteose e a SOP, a hiperteose está associada a uma forma mais grave de hiperandrogenismo e virilização. Os níveis de testosterona são muito mais elevados do que na SOP e podem atingir níveis superiores a 200ng/dl.

4-Hiperplasia suprarrenal congénita:

Nestas doenças, um bloqueio na biossíntese do cortisol leva à perda da inibição do feedback negativo, ao aumento da secreção de ACTH e à subsequente produção excessiva de androgénios supra-renais. A causa mais comum de hiperplasia congénita da suprarrenal é a deficiência de 21-hidroxilase, que representa 90-95% dos doentes com esta doença. Os restantes doentes com hiperplasia congénita da suprarrenal têm uma deficiência de 11 β-hidroxilase ou uma deficiência de 3 β-hidroxiesteróides.

5-Síndrome de Cushing:

Esta síndrome pode apresentar-se de forma insidiosa com um espetro de sintomas clássicos incluindo um rápido aumento de peso central (obesidade central e "cara de lua"), estrias abdominais e sinais de hiperandrogenemia incluindo hirsutismo, acne e calvície.

6-Tumores secretores de androgénios:

Os tumores secretores de androgénios dos ovários ou das glândulas supra-renais são causas raras de hiperandrogenismo que muitas vezes imitam a SOP. As mulheres com estes tumores tendem a ter um início súbito dos sintomas, uma rápida progressão do hiperandrogenismo e um desenvolvimento precoce de virilização franca. Os tumores do ovário virilizantes mais comuns são os tumores das células de Sertoli Leydig e representam 0,5% de todas as neoplasias do ovário. No entanto, qualquer tipo de tumor do ovário pode apresentar sinais de hiperandrogenismo. As neoplasias supra-renais secretoras de androgénio são menos comuns do que as neoplasias do ovário. Os doentes com estes tumores apresentam geralmente um quadro misto de síndrome de Cushing e virilização.

7-Hiperprolactinemia:

A relação exacta entre os níveis elevados de prolactina e o excesso de androgénios ainda não é clara. Os níveis elevados de prolactina podem estimular diretamente o córtex suprarrenal.

8-Gravidez:

A testosterona aumenta ao longo da gravidez normal, atingindo valores de cerca de 600-800 ng/dL no termo. O aumento da SHBG e a aromatização placentária dos androgénios em estrogénios protegem a mãe e o feto. A deficiência da enzima aromatase placentária pode causar hiperandrogenemia tanto na mãe como no feto e resultar em verilização.

9-Androgénios exógenos *:*

A ingestão de androgénios ou de agentes com atividade semelhante à dos androgénios pode resultar em hirsutismo, acne e virilização. Vários esteróides anabolizantes são utilizados por atletas profissionais, tanto homens como mulheres, para obter uma vantagem competitiva ou para ajudar na recuperação de lesões. Estes fármacos são também utilizados por um grande número de culturistas não competitivos para fins cosméticos e por mulheres para aumentar a libido (15).

Caraterísticas clínicas da acne vulgar:

A acne é uma doença polimórfica que ocorre predominantemente na face (99%); em menor grau, ocorre nas costas (60%), que normalmente não provoca comichão; e no peito (15%) em homens jovens [18].

Os tipos de lesões na acne:

1. As lesões de retenção (comedões) consistem em: Cabeças negras (comedões abertos), cabeças brancas (comedões fechados) & lesão intermédia não inflamada que apresenta caraterísticas tanto de cabeças negras como de cabeças brancas [19].

2. As lesões inflamatórias incluem: As lesões superficiais são geralmente pápulas e pústulas, as lesões profundas que são pústulas profundas, nódulos, quistos [19].

Caraterísticas associadas:

Certas doenças que ocluem os poros foliculares, por exemplo: hidradenite supurativa e foliculite dissecante do couro cabeludo, raramente estão associadas à acne. A foliculite dissecante, a hidradenite supurativa e a acne conglobata são classificadas como a tríade da oclusão folicular [1]. As doenças de pele, como as dermatites e as infecções, ocorrem com menor frequência entre as pessoas com acne vulgar e com menor frequência entre as pessoas com acne vulgar cicatricial, o que indica que a acne vulgar, especialmente o tipo cicatricial, pode proporcionar alguma proteção contra doenças de pele associadas e pode indicar um bom estado imunológico subjacente [20]. Outras caraterísticas relacionadas com o excesso de androgénios são: hirsutismo, seborreia, acantose nigricans, virilização, anomalias menstruais, infertilidade e obesidade.

Tipos de acne:

1. **Acne vulgar**: A acne pode ser classificada como ligeira, moderada ou grave; a classificação é individualizada e depende dos tipos de lesões inspeccionadas no exame físico. A acne ligeira é caracterizada principalmente por lesões não inflamatórias e pode incluir algumas ou várias pústulas ou pápulas inflamatórias. Os nódulos, quistos e cicatrizes não estão presentes nos casos de acne ligeira. A acne moderada é constituída por lesões não inflamatórias, com muito mais pústulas e pápulas inflamatórias e cicatrizes muito ligeiras. A acne grave consiste em lesões não inflamatórias com numerosas pústulas, pápulas e nódulos fortemente inflamados, sendo mais provável a formação de cicatrizes [2, 18].

2. **Acne venenata**: o contacto com uma grande variedade de produtos químicos pode produzir comedões e dar origem a acne venenata [2].

3. **Acne conglobata:** conglobata (do latim "globus" que significa bola), é a forma grave de acne com todas as caraterísticas, bem como abcessos ou quistos com seios ntercomunicantes que contêm o seu fluido serosanguinolento ou pus e, na resolução, deixa cicatrizes profundamente picadas ou hipertróficas, por vezes unidas por pontes queloidianas [2].

4. **Acne queloide**: É mais frequente em adultos jovens de raça negra; trata-se de uma foliculite persistente da parte de trás do pescoço que se apresenta como pápulas e pústulas inflamatórias, com o passar do tempo segue-se a fibrose com a coalescência de pápulas firmes em placas quelóides [2].

5. **Acne na pré-adolescência**: que pode ser subdividida em acne neonatal, infantil e da infância [2].

6. **Acne induzida por medicamentos:**

A. **Terapêutica oral**: os androgénios, incluindo os esteróides anabolizantes e as gonadotrofinas, podem precipitar a acne, especialmente nas mulheres; outros medicamentos orais incluem lítio, iodeto, brometo, contraceptivos orais, anti-tuberculosos (isoniazida, rifampicina) e anticonvulsivos (fenitoína, fenobarbitona) [11].

B. **Terapêutica tópica**: a terapêutica tópica inclui esteróides tópicos, especialmente os fluorados, ou quando aplicados sob oclusão podem induzir uma erupção em forma de acne [21].

7. **Acne fulminante**: é uma forma rara de acne cística extremamente grave que ocorre em rapazes adolescentes. Caracteriza-se por nódulos e placas altamente inflamatórios com degeneração supurativa e ulceração. A febre e a leucocitose são comuns. Foram registadas poliartralgia e polimialgia e miopatia associadas [2].

8. **Acne astevalis**: também conhecida como acne de Maiorca, esta forma

rara de acne começa na primavera, progride durante o verão e desaparece completamente no outono. Afecta quase exclusivamente mulheres com idades compreendidas entre os 25 e os 40 anos, nas quais os comedões e as pústulas estão notoriamente ausentes ou são escassos [2].

9. **Acne tropical**: certas profissões podem agravar a acne pré-existente, por exemplo, trabalhadores num ambiente quente e húmido. Pensa-se que a hidratação dos poros do ducto pilossebáceo pode acentuar a obstrução do ducto e assim precipitar a lesão inflamada [2].

10. **Acne mecânica**: pode ser causada por uma dermatite irritante

da parte superior do ducto pilossebáceo. Isto é causado por coçar, esfregar, beliscar e puxar [1, 2].

11. **Acne pós-depilação** [(22, 23)].

12. **Foliculite Gram-negativa**:

Trata-se de uma complicação do tratamento a longo prazo da acne com antibióticos. Apresenta-se como uma erupção súbita de múltiplas e pequenas pústulas foliculares ou com lesões nodulares que se apresentam como um agravamento da acne que tem estado sob controlo [1].

13. **Acne pós-adolescente (PAA).**

A PAA é definida como a presença de acne após os 20 anos de idade, tem sido relatada como sendo de gravidade ligeira a moderada, consistindo predominantemente em lesões inflamatórias, mais frequentemente encontradas no queixo e com menos comedões [24].As observações da PAA confirmam a presença de dois grupos clínicos:

1-Acne persistente (AP): Entre os doentes encaminhados para as clínicas de acne, 25% tinham uma idade média de 24 anos, a maioria deles tem acne persistente desde a adolescência e têm uma forte história familiar de acne persistente. Aos 40 anos de idade, ainda estão presentes lesões significativas em 1% dos homens e 5% das mulheres [1, 11]. Um número muito pequeno de doentes sofre de acne mesmo na sexta e sétima décadas de vida [2].

As lesões da AP são geralmente pápulas e nódulos inflamatórios profundos, sensíveis, que envolvem frequentemente o terço inferior da face, a linha da mandíbula e o pescoço, podendo também envolver os ombros e a parte superior das costas. As lesões comedonais também podem envolver a testa ou a margem lateral da face, mas nem sempre são proeminentes [25].

2- Acne de início tardio (LOA): representa a acne que ocorre por vezes pela primeira vez bem depois da puberdade e subdivide-se ainda em: acne do queixo; que é uma acne inflamatória que ocorre em mulheres maduras, tem crises pré-menstruais e distribui-se à volta do queixo e da região perioral e acne esporádica; que ocorre subitamente numa fase mais tardia da vida sem razão aparente, embora possa estar associada a uma doença sistémica [25].

Tanto a acne persistente como a de início tardio aparecem mais frequentemente na face do que noutros locais [25]. A AP foi o tipo de acne mais comum (encontrada em 82% dos doentes) em comparação com a LOA [26].

A AP pode ser explicada como uma continuação da acne que ocorre durante a adolescência e pode, portanto, partilhar caraterísticas patogénicas semelhantes, nomeadamente: aumento da produção de sebo, hipercornificação ductal, inflamação e aumento da atividade bacteriana [27]. Existe uma taxa de excreção de sebo significativamente mais elevada entre as mulheres adultas com AP, em comparação com as mulheres adultas sem acne, sugerindo que, pelo menos na AP, pode haver um aumento subjacente da sebogénese [28].É mais difícil explicar a LOA que começa muito depois das alterações hormonais que acompanham a puberdade [26]. Os doentes com LOA podem representar um subgrupo que tem anomalias subjacentes no metabolismo dos androgénios do ovário, da suprarrenal ou local, e requerem uma investigação separada [29].

Avaliações laboratoriais: A investigação de mulheres com acne de início tardio e persistente inclui:

1-Testosterona total (TST): Os níveis de TST estão frequentemente ligeiramente elevados em mulheres com SOP, pelo que valores entre o limite superior do intervalo normal e 2ng/dl (2 ng/ml, 8,92 nmol/l) podem ser consistentes com SOP. Os níveis de TST >2 ng/dl (2 ng/ml, 8,92 nmol/l) sugerem um tumor ovariano virilizante ou hiperteose [15]. Também se encontra elevada no tumor gonadal ou suprarrenal [25]

Sulfato de 2-Dehidroepiandrosterona (DHEA-S): O DHEAS é segregado exclusivamente pelas glândulas supra-renais e é, por isso, um bom marcador da produção de androgénios supra-renais. Um nível ligeiramente elevado de DHEA-S é comum em mulheres com SOP. Em contraste, valores de DHEA-S acima de 700ng/dl (7µg/ml, 18umol/L) são sugestivos de neoplasia adrenal [15].

3-17-hidroxiprogesterona: A medição dos níveis séricos de 17-hidroxiprogesterona é um teste de rastreio para a hiperplasia suprarrenal congénita não clássica. Os defeitos enzimáticos (mais frequentemente a 21-hidroxilase) resultam num aumento dos níveis de 17-hidroxiprogesterona. As mulheres com níveis >2 ng/dl (6,05 nmol/l) devem ser avaliadas com um teste de estimulação da corticotropina [15].

Complicações da acne vulgar:

1. O impacto psicológico da acne, devido ao seu efeito desfigurante, varia desde um ligeiro desconforto até à depressão e mesmo ideias suicidas [1].

2. Cicatrizes, com as suas diferentes formas que podem estar associadas a hipo, hiper pigmentação ou descoloração azul-acinzentada [2].

Estas são as duas complicações mais importantes e mais comuns e estão obviamente inter-relacionadas entre si.

3. Outras complicações raras, como o osteoma cutâneo, o edema facial sólido e o granuloma piogénico [2].

Prognóstico da acne vulgar:

O prognóstico da acne vulgar é favorável e quase todos os casos têm resolução espontânea. A única sequela física é a cicatrização que, com os devidos cuidados, pode muitas vezes ser minimizada [1, 3].

Tratamento:

Em geral, existem quatro grandes princípios que regem a terapia da acne:

(1) corrigir o padrão alterado de queratinização folicular.

(2) Diminuição da atividade das glândulas sebáceas.

(3) Diminuir a população bacteriana folicular.

(4) Produzir um efeito anti-inflamatório [1, 3].

1- tratamento local:

Peróxido de benzilo:

O efeito primário do peróxido de benzilo é antibacteriano, pelo que é o mais eficaz para a acne inflamatória causada por pápulas, pústulas e quistos. O peróxido de benzilo é menos eficaz do que o ácido da vitamina A na destruição dos microcomedões. O peróxido de benzilo tem um efeito mais rápido nas lesões inflamadas, com uma redução significativa dos microcomedões às 4 semanas, ao passo que a isotretinoína mostrou uma melhoria significativa às 12 semanas [1].

Podem ser obtidos resultados terapêuticos adequados começando com a aplicação diária de 2,5%, 5% de gel e aumentando ou diminuindo gradualmente a frequência da força de aplicação até ocorrer uma ligeira secura e descamação e cerca de 2% dos doentes desenvolverão dermatite de contacto alérgica ao peróxido de benzilo[31].

Tretinoína:

é a primeira geração (ácido all-trans retinóico). Metabolito natural do retinol, foi o primeiro retinoide sintetizado, mas não teve vantagem significativa sobre a vitamina A no tratamento de doenças dermatológicas [32]· Pode ser utilizado como solução, creme e gel. Está disponível nas concentrações de 0,01%, 0,025%, 0,05% e 0,1%. O tratamento a 0,025% e 0,05% numa base de creme é menos irritante do que o gel e os líquidos [2]. Os retinóides tópicos ajudam a penetração de outros agentes activos. Assim, devem ser utilizados em quase todos os doentes com acne e são os agentes preferidos na terapêutica de manutenção. Os retinóides afectam múltiplos mecanismos patogénicos que contribuem para o desenvolvimento e a recorrência da acne. São comedolíticos, inibem a formação de microcomedões e têm efeitos anti-inflamatórios [2].

Para minimizar a irritação, foram desenvolvidos outros veículos, métodos de administração e moléculas de retinóides. Estes incluem a tretinoína numa microesponja, a tretinoína num apolipropolímero (isotretinoína), o adapalen (ação semelhante à dos retinóides) e o tazaroteno [33]. Os retinóides tópicos não devem ser prescritos a mulheres grávidas com acne [11].

Adapalen (0,1% gel)

tem sido utilizado com êxito no tratamento da acne vulgar. O adapalen possui algumas das actividades biológicas da tretinoína, possui propriedades físico-químicas distintas (maior estabilidade química e à luz, rigidez e elevada lipofilicidade) e propriedades de ligação com afinidade selectiva para o recetor do ácido retinóico (RAR). O adapalen, que exerce uma atividade semelhante à dos retinóides, tem menos probabilidades de estar associado a problemas de tolerância local (ardor, eritema, prurido) [34].

Antibióticos tópicos:

Os antibióticos tópicos incluem a tetraciclina, a eritromicina e a clindamicina, que são utilizados numa concentração de 1-4%, normalmente numa base de creme ou loção. [1]

Recentemente, um estudo iraquiano demonstrou que o gel de ciprofloxacina a 1% é um agente tópico eficaz. [35]

Os antibióticos tópicos actuam sobre a componente inflamatória da acne através de um efeito direto sobre o *P.acne* e também através da sua ação anti-inflamatória devido à inibição da quimiotaxia das células nucleares polimórficas e à redução da F.F.A do sebo. [36]

2. Terapia foto dinâmica

O ácido delta-amino-levulínico (ALA) aplicado na pele é convertido em protoporfirina (IX), um potente agente fotossensibilizador. É eficaz no tratamento do acne extenso. Um estudo relata o valor potencial da irradiação com luz visível sem aplicação de agente fotossensibilizador (37).

3. Tratamento sistémico:

A acne moderada resistente ao antibiótico tópico ou a acne que cobre uma grande parte da superfície corporal pode ser melhor tratada com antibiótico administrado por via oral (ou seja, sistémico). Os antibióticos administrados por via oral têm duas acções importantes:

A primeira e mais óbvia é a supressão do crescimento do *P. acne*, reduzindo assim a produção de inflamação A segunda é a supressão direta da inflamação. A tetraciclina e a eritromicina podem provocar uma diminuição da quimiotaxia dos neutrófilos e da produção de factores quimiotácticos [38].

1-Antibióticos orais:

a. Tetraciclina:

A tetraciclina é a escolha mais segura e mais económica, sendo geralmente muito eficaz. A dose habitual de tetraciclina é de 250 a 500, uma a quatro vezes por dia, inicialmente, com redução gradual da dose, consoante a resposta clínica. Como pode manchar os dentes e prejudicar o crescimento ósseo no feto e em crianças pequenas, está contra-indicada na gravidez, nas mães que amamentam e em crianças com menos de 12 anos de idade. Podem ocorrer queixas gastrointestinais de náuseas, vómitos e diarreia. A hipertensão intracraniana idiopática, a eosinofilia pulmonar e a pancreatite são efeitos adversos raros. O prurido vaginal ou perianal pode resultar do tratamento com tetraciclina em cerca de 5% dos doentes, estando a candida albicans normalmente presente no local afetado. A tetraciclina deve também ser evitada quando a função renal está comprometida [2, 39].

b- Minociclina [11].

c- Doxiciclina: a doxiciclina 100 mg uma ou mais vezes por dia é uma alternativa mais barata à minociclina; a doxiciclina pode ser utilizada em doentes que desenvolvem resistência *do P. acne* à eritromicina. Tem os mesmos efeitos adversos da tetraciclina

A principal desvantagem da utilização da doxiciclina é que pode produzir reacções de fotossensibilidade, pelo que os doentes devem ser transferidos para outro antibiótico, se possível, durante o verão meses [2, 39].

d- Azitromicina : A azitromicina, um antibiótico azalídeo e derivado da eritromicina, é um tratamento alternativo seguro e eficaz da acne inflamatória moderada a grave. Com uma semi-vida de 68 horas, pode ser administrada de forma intermitente três vezes por semana. A adesão a este regime é elevada e não foram registadas fototoxicidade e resistência [40].

e- Clindamicina [1]

f- Trimetoprim e sulfametozaxol [3].

g- Penicilina e medicamentos afins (cefalosporinas). [1]

2-Retinoide :

Isotretinoína (ácido 13-cis-retinóico)

A isotretinoína é um composto fisiológico natural resultante do metabolismo da vitamina A. A própria isotretinoína tem baixa afinidade para os receptores do ácido retinóico (RAR) e para os receptores do retinoide X (RXR), mas pode ser convertida intracelularmente em metabolitos que actuam como agonistas dos receptores nucleares RAR e RXR .[41]

O mecanismo exato de ação da isotretinoína é desconhecido, mas vários estudos demonstraram que a isotretinoína induz a apoptose (morte celular) em várias células do corpo, como as células das glândulas meibomianas, [42,43] células hipotalâmicas [44] células do hipocampo[45,46] e, importante para o tratamento da acne, nas células das glândulas sebáceas[47,48]

Um estudo sugere que o medicamento amplifica a produção de lipocalina associada à neutrofilgelatinase (NGAL) na pele, que demonstrou reduzir a produção de sebo através da indução de apoptose nas células das glândulas sebáceas, ao mesmo tempo que apresenta um efeito antimicrobiano sobre a *Propionibacterium acnes*[49,50]. O medicamento diminui o tamanho e a produção de sebo das glândulas sebáceas.[51] O impacto combinado da isotretinoína em vários dos factores que contribuem para a acne distingue-a dos remédios alternativos, como os antibióticos, e explica a sua maior eficácia em casos nodulocísticos graves.

O efeito sobre a produção de sebo pode ser temporário e a remissão da doença pode ser "completa e prolongada."[51,52]

3-Terapia anti androgénica:

A terapia hormonal é uma opção de tratamento quando a acne não responde à terapia convencional. Se existirem sinais de hiperandrogenismo, está indicada uma avaliação endócrina. Embora uma das indicações para a terapia hormonal seja o hiperandrogenismo, as mulheres com níveis séricos normais de androgénios também respondem bem ao tratamento.

As opções de terapia hormonal consistem em:

1) Bloqueadores dos receptores de androgénio. Espironolactona, acetato de ciproterona e flutamida.

2) Bloqueadores da produção de androgénios; Glucocorticóides, contraceptivos orais

3) Inibidores das enzimas de metabolização dos androgénios; Finasterida [39].

O objetivo do estudo:

O objetivo do estudo é avaliar os níveis séricos de androgénios, incluindo o sulfato de dehidroepiandrosterona (DHEA-S) e a testosterona total (TST) em mulheres com acne pós-adolescente (PAA), que inclui acne de início tardio e persistente, para avaliar a relação entre a gravidade da acne e os marcadores laboratoriais de androgen cidade e para encontrar qualquer correlação entre os marcadores clínicos e laboratoriais de androgenicidade na PAA.

Doentes e métodos

Foi realizado um estudo transversal numa amostra de doentes que frequentaram as consultas externas de dermatologia e venereologia no hospital universitário de Basra e no hospital geral de Basra, no sul do Iraque, durante o período de janeiro de 2010 a outubro de 2011.

Duzentas e quarenta mulheres com PAA (132 mulheres com LOA e 108 mulheres com PA após os 20 anos de idade) foram examinadas consecutivamente em unidades de ambulatório para acne vulgar. Critérios de inclusão: ausência de terapia hormonal nos últimos 6 meses e ausência de terapia com antibióticos sistémicos ou isotretinoína no momento do exame. Os indivíduos que receberam contraceptivos orais nos últimos 3 meses do estudo ou outros fármacos susceptíveis de interferir com o metabolismo dos androgénios nos 6 meses anteriores ao estudo (por exemplo, cimitidina, espirnolactona ou acetato de ciproterona) foram excluídos do estudo, uma vez que estes agentes podem ter tido efeitos nos marcadores clínicos de androgenicidade.

Questionário que inclui (idade de início, idade da menarca, antecedentes familiares de acne vulgar, antecedentes de ingestão de medicamentos, antecedentes de crises pré-menstruais, antecedentes de irregularidade menstrual sob a forma de amenorreia durante pelo menos 3 meses ou menstruação durante mais de 7 dias, estado civil, tipo de pele (seca, normal ou oleosa).

Foram avaliados os exames clínicos e físicos, incluindo a distribuição e a gravidade da acne vulgar, a distribuição dos pêlos no couro cabeludo e no corpo e os sinais de irregularidade hormonal , como o hirsutismo. A gravidade da acne foi geralmente avaliada pelo número, tipo e distribuição das lesões. A Tabela 1 apresenta uma descrição da acne, que ilustra uma classificação simplificada da gravidade.

Tabela 1. Classificação da acne.*

Gravidade	Descrição
Suave	Os comedões (lesões não inflamatórias) são as principais lesões. Podem estar presentes pápulas e pústulas, mas são pequenas e em número reduzido (geralmente <10).
Moderado	Está presente um número moderado de pápulas e pústulas (10 -40) e comedões (10-40). Pode também estar presente uma doença ligeira do tronco.
Moderadamente grave	Estão presentes numerosas pápulas e pústulas (40-100), geralmente com muitos comedões (40-100) e ocasionalmente lesões nodulares inflamadas maiores e mais profundas (até 5). As áreas afectadas generalizadas envolvem normalmente a face, o peito e as costas.
Grave	A acne nodulocística e a acne conglobata com muitas lesões nodulares ou pustulosas grandes e dolorosas estão presentes, juntamente com muitas pápulas, pústulas e comedões mais pequenos.

*A informação é de Cunliffe et al[30].

Todas as doentes foram examinadas por ultra-sons e a morfologia dos ovários foi avaliada, sendo os achados ultra-sonográficos de ovários poliquísticos (12 ou mais folículos em cada ovário, medindo 2-9 mm de diâmetro e/ou aumento do volume do ovário) de acordo com os critérios de Roterdão.

Medimos os níveis de TST e DHEAS em amostras de soro obtidas de manhã durante a fase folicular (dias 3-8 do ciclo menstrual).TST e DHEAS foram medidos por radioimunoensaio e ELISA, respetivamente.Os valores de referência para níveis normais são níveis de TST 0,1-0,9ng/ml, valores de DHEAS 0,4- 2,17µg/ml[15].Análise estatística dos dados por:

1-Análise descritiva: percentagem, média e desvio-padrão.

2- Estatística analítica: Teste ANOVA, qui-quadrado, valor de P menor que 0,05 considerado significativo

Resultados:

Os resultados mostraram que havia um excesso de níveis de androgénios em 176 (73,33%) doentes; (81 doentes 34% nos quais apenas a DHEA-S estava aumentada, 44 (18%) apenas a TST estava aumentada e 51 (22%) tanto a DHED-S como a TST estavam aumentadas), os níveis de DHEA-S estavam elevados em 132 (55%) de todos os doentes, 66 mulheres (50%) com LOA e 66 mulheres (61%) com AP. O nível de testosterona sérica total (TST) estava aumentado em 95 (39,6%) de todos os pacientes, 50 mulheres (37,9%) com LOA e 45 mulheres (41,7%) com AP (Tabela 1). De acordo com a gravidade das lesões de acne, havia 76 (31,66%) doentes com acne ligeira, 87 (36,25%) com acne moderada, 53 (22,08%) com acne moderadamente grave e 24 (10%) com acne grave. Os níveis séricos de androgénios foram significativamente correlacionados com a gravidade da AAP, em que 33 (43,4%) mulheres com acne ligeira apresentavam DHEA-S elevada em comparação com 21 (79,2%) mulheres com acne grave, do mesmo modo que os níveis de TST estavam elevados em apenas 27,6% das mulheres com acne ligeira, enquanto 58,3% das mulheres com casos graves tinham TST elevada (Diagrama I). Os resultados foram estatisticamente significativos (P<0,05). Além disso, foram frequentemente observados marcadores clínicos de androgenicidade nas mulheres com AAP, sendo que 210 doentes (87,5%) tinham antecedentes de crises pré-menstruais, 144 (60%) tinham hirsutismo e 85 (35,4%) tinham ovário poliquístico confirmado por ultra-sons. Além disso, as doentes com evidências clínicas de androgenicidade apresentavam uma elevação estatisticamente significativa da DHEA-S sérica e da TST em comparação com as doentes sem marcadores clínicos de androgenicidade (61.9% e 44,7% das doentes com crises pré-menstruais apresentavam um nível sérico elevado de DHEA-S e de TST , respetivamente), enquanto as doentes com hirsutismo apresentavam 67,4% de DHEA-S elevada e 48,6% de TST elevada em circulação, e as doentes com ovários poliquísticos 68,2% apresentavam DHEA-S elevada e 78,8% tinham um nível sérico de TST aumentado (diagrama II).

Tabela 1: Níveis séricos de DHEA -S e TST em pacientes com PAA e sua relação com o tipo de acne

androgénio	Tipo de acne		Total(N.º)	Valor P
	Acne de início tardio(N.º) %	Acne persistente(N.º) %	%	
DHEA-S aumentado	66(50%)	66(61.1%)	132(55.0%)	0.112
Normal	66(50%)	42(38.9%)	108(45.0%)	
Total	132(100%)	108(100%)	240(100%)	
Aumento da TST	50(37.9%)	45(41.7%)	95(39.6%)	0.642
Normal	82(62 1%)	63(58.3%)	145(60 4%)	
Total	132(100%)	108(100%)	240(100%)	

DHEA-S, sulfato de dehidroepiandrosterona; TST, testosterona sérica total

Diagrama I .% de pacientes com DHEA-S e TST elevados em relação à gravidade da acne

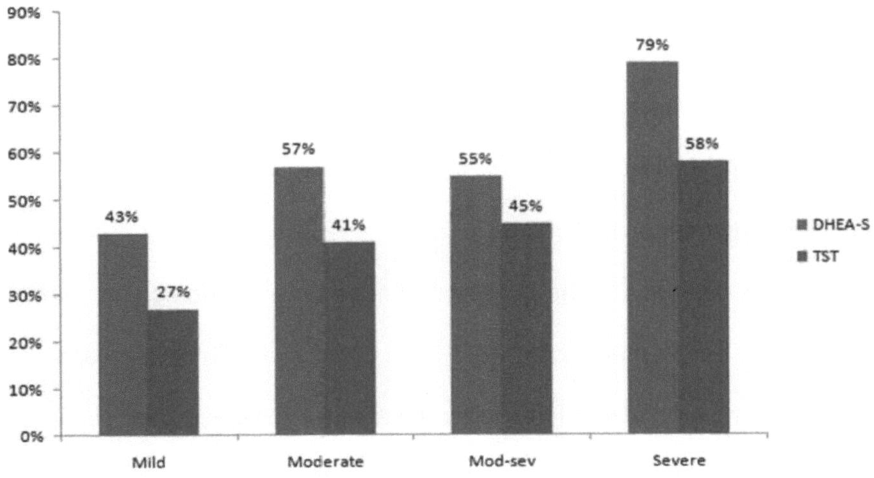

Diagrama II .% de doentes com níveis elevados de DHEA-S &TST em associação com

marcadores androgénicos clínicos

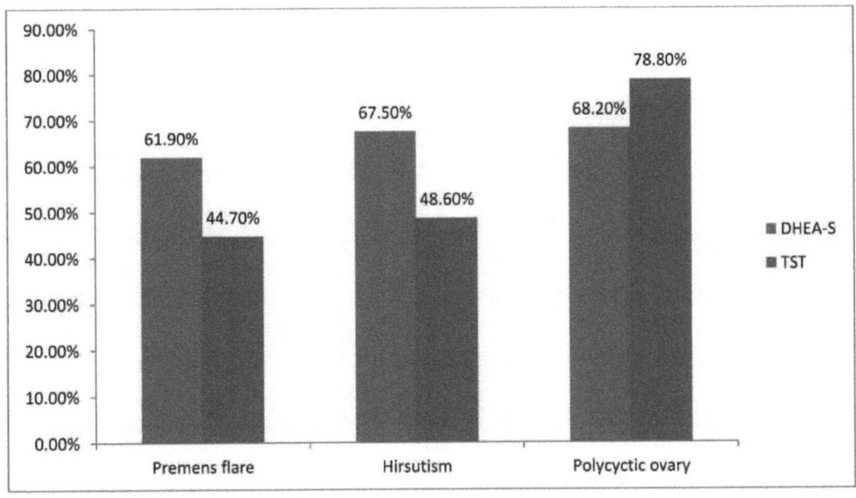

Discussão:

Os termos acne persistente e acne de início tardio são agora geralmente aceites como descrevendo os dois tipos de acne pós-adolescente[29], e causam frequentemente desconforto e incapacidade cosmética. O presente estudo tem por objetivo avaliar os níveis séricos de androgénios, incluindo DHEA-S e TST, em mulheres com AAP, bem como avaliar a relação entre a gravidade da acne e os marcadores laboratoriais de androgenicidade, e ainda avaliar a correlação entre os parâmetros clínicos e os marcadores laboratoriais de androgenicidade nestas doentes.

Embora as causas da PAA ainda não tenham sido determinadas, parece que em alguns indivíduos existe um nível elevado de androgénios na circulação. Os resultados do estudo demonstraram claramente que havia uma elevação significativa dos níveis séricos de androgénios nas mulheres com AAP, incluindo tanto a TST como a DHEA-S. A existência de parâmetros androgénicos anormais em mulheres adultas com acne foi previamente observada em muitos estudos publicados [29, 30, 31], mas os resultados foram muito variáveis. Mancschi et al. [32] relataram um hiperandrogenismo ligeiro e heterogéneo em 70% das mulheres com acne adulta. Vexiau et al. [33] relataram hiperandrogenismo em 86% das pacientes com acne persistente sem sinais de virilismo. Darley et al.[31] e Slayden et al. [33] relataram níveis anormais de marcadores androgénicos em 76% e 55% dos doentes com acne do adulto, respetivamente. Os nossos resultados mostraram que pelo menos

73% dos nossos doentes com AAP tinham níveis excessivos de androgénios na circulação. Este achado é consistente com alguns estudos publicados [30, 34].

Os resultados também mostraram que a probabilidade de ter hormonas androgénicas anormais está documentada de forma mais consistente nas mulheres com AAP. Além disso, foi sugerido que estas mulheres podem ter um nível aumentado de androgénios derivados dos tecidos que desempenham um papel na patogénese do acne feminino [30, 35].

Os níveis elevados de DHEA-S em mulheres com acne estão bem documentados na literatura [30, 41]. Relatámos que o nível de DHEA-S estava significativamente elevado em doentes com PAA, em que 55% de todos os doentes tinham valores elevados de DHEA-S e era o único achado anormal em cerca de um terço dos doentes. Esta observação sugere que, nestas mulheres, a DHEA-S pode ter um papel importante na patogénese da PAA e pode representar uma pista notável para uma hiperplasia suprarrenal congénita subjacente de início na idade adulta, ou seja, é importante investigar este problema na acne de início na idade adulta com níveis elevados de DHEA-S.

No presente estudo, o nível de TST estava aumentado em 40% dos doentes e era o único androgénio anormal em cerca de 18% dos casos. Estes resultados são consistentes com outros estudos [34] que referem que os níveis de testosterona sérica total e livre e de globulina de ligação às hormonas sexuais estão aumentados e dentro dos limites normais. O papel da testosterona circulante normal e elevada na etiopatogénese da PAA é ainda apoiado pelos resultados de um aumento do metabolismo local da testosterona nos tecidos-alvo e de um aumento dos níveis de androgénios derivados dos tecidos (glucuronídeo de 3α-androstanediol e glucuronídeo de androsterona) nestas mulheres [35].

No nosso estudo, demonstrámos que existia uma correlação positiva entre a gravidade da acne e os marcadores laboratoriais de androgenicidade e verificámos que os níveis de DHEA-S e TST estavam significativamente elevados na forma grave de acne em comparação com a acne ligeira. Parece razoável que os níveis elevados de androgénios sejam considerados como factores-chave na etiologia da acne, pelo que deve haver uma associação entre a gravidade da acne e o grau de produção de androgénios. Existem vários estudos anteriores que discutem a relação entre a gravidade da acne e os níveis de androgénios, mas com resultados inconsistentes. Walton et al. demonstraram uma correlação positiva entre os níveis de androstenediona e DHEA-S e a pontuação da acne, e uma correlação negativa entre o nível de SHBG e a pontuação da acne [36]. Cibula et al.[37] não demonstraram qualquer correlação entre a gravidade da acne e os marcadores clínicos ou laboratoriais de androgenicidade, Hassan Seirafi et al. não encontraram qualquer correlação global entre o nível hormonal e a gravidade da acne[30], estes resultados podem sugerir que a hipersensibilidade dos órgãos terminais e não o nível de androgénios pode ser o fator central na gravidade da acne[29].

No nosso estudo, separámos a AAP em dois subgrupos: acne persistente e acne de início tardio, partindo do princípio de que ambos podem ter diferentes anomalias subjacentes nos ovários ou nas supra-renais. O resultado não revelou qualquer diferença estatisticamente significativa nos níveis hormonais entre os dois subgrupos, sugerindo que ambas as condições têm o mesmo problema hormonal e que ambas estão sob a influência de anomalias dos ovários e das supra-renais.

Embora relatos anedóticos denotem a ocorrência frequente de crises pré-menstruais na acne de início tardio em comparação com o grupo da acne persistente [38]. Atualmente, é consensual que as crises pré-menstruais podem ocorrer em ambos os grupos de AAP. Este facto foi claramente demonstrado no nosso estudo. Curiosamente, a maioria (87,5%) dos nossos doentes relatou crises pré-menstruais das suas lesões de acne e na maioria deles houve uma elevação significativa dos níveis de androgénios quando comparados com os doentes sem crises pré-menstruais, sugerindo que este sintoma é influenciado pela hiperandrogenemia.

Os nossos resultados confirmaram a observação de que o hirsutismo coexiste frequentemente com a acne e que ambas são manifestações comuns de hiperandrogenismo. Foi encontrado um nível anormalmente elevado de DHEA-S e TST em 67,4% e 48,6%, respetivamente, o que está de acordo com outros estudos [30, 33, 39, 4C]. Além disso, os doentes com acne e hirsutismo têm uma sobreprodução significativa de androgénios do que os que têm apenas acne, o que é consistente com alguns relatórios [30, 41].

A correlação entre a acne e a síndrome dos ovários poliquísticos está bem documentada na literatura. A acne persistente, grave ou de início tardio nas mulheres é sugestiva de SOP ou de outra doença de excesso de androgénios [42]. No nosso estudo, verificámos que 35% das mulheres com acne adulta tinham ovários poliquísticos, o que contrasta com outro estudo realizado por Bunker et al. que verificou que 83% das mulheres com acne tinham SOP [43], parecendo que este valor tão elevado se deve ao facto de nem todas estas mulheres preencherem os critérios de diagnóstico de SOP [44]. O problema hormonal na SOP é muitas vezes variável; e na maioria das mulheres tinham uma TST normal ou ligeiramente elevada. Demonstramos que aproximadamente 79% das mulheres com SOP tinham um nível elevado de testosterona e cerca de 68% das mulheres tinham um nível elevado de DHEA-S, significativamente superior ao das mulheres sem SOP, facto que é igualmente relatado por outros [45, 46, 47]. O mecanismo para o excesso de androgénios supra-renais na SOP continua a ser discutível, tendo-se postulado que, na SOP, as respostas da hipófise e dos ovários aos respectivos factores tróficos são exageradas [48], enquanto outros demonstraram uma alteração no comportamento intrínseco da suprarrenal, levando a uma hiper-reatividade do córtex suprarrenal à estimulação com ACTH [49].

Em conclusão, parece haver agora boas provas de que a acne pode continuar até à idade adulta e, certamente, em alguns indivíduos, há um aumento do nível de androgénios circulantes, que parecem desempenhar um papel importante na etiopatogenia. Na medida em que a PAA é aceite como uma caraterística do hiperandrogenismo, existe uma correlação direta entre a gravidade da acne e o nível de androgénios. Tanto a DHEA-S como a TST estavam significativamente elevadas nos doentes com AAP, o que sugere que as anomalias dos ovários e das supra-renais são comuns neste grupo etário e que esses doentes podem beneficiar de tratamentos hormonais, incluindo inibidores da produção de androgénios pelos ovários ou supra-renais ou bloqueadores dos receptores de androgénios.

Referências

1- Layton AM. Distúrbios das glândulas sebáceas. In: Rook's Textbook of Dermatology, Tony Burns, Stephen Breathnach, Neil Cox, Christopher Griffiths. 8ª ed. London Blackwell Publishing Company, 2010; 42.1-89.

2- James WD, Berger TG, e Elston DM. Acne. In: Andrews Disease of the Skin, Clinical Dermatology, 10th ed., WB Sounder Company Philadelphia 2006; 13: 231-242. WB Sounder Company Philadelphia 2006; 13: 231-242.

3- Habif TP. Acne, rosácea e perturbações relacionadas. In: Clinical Dermatology, A Color Guide to Diagnosis and Therapy .4th ed. Mosby-Elsevier; Inc. 2010; 7: 217-263.

4- Faergemann J, Johansson S, Back O, Scheynius A. Um estudo imunológico e cultural da foliculite por Pityrosporum.JAAD 1986; 14:429- 433.

5- Zouboulis CC. Acne e função das glândulas sebáceas. Clin Dermatol 2004; 22: 360-6.

6- Harper J. Uma atualização sobre a patogénese e o tratamento da acne vulgar. JAAD 2004; 51: 536-38.

7- Bukhart C. Avaliação clínica da patogénese da acne com implicações no tratamento. Inter Pedia 2003; 18: 14-19.

8- Auffret N. O que há de novo na fisiopatologia da acne? Ann Dermatol Vener 2003; 130: 101-6.

9- Dreno B, Faure M, Pawin H. Acne. Ann Dermatol Venereol 2003; 130: 151-

2.

10- Douri F. Estudo clínico e microbiológico das lesões de acne em doentes iraquianos. Tese apresentada à Faculdade de Medicina da Universidade de Bagdade para obtenção do grau de Mestre em Ciências em Microbiologia Médica, 1997.

11- Hunter JAA, Savin JA, Dahl MV. Distúrbios das glândulas sebáceas e sudoríparas. In: Clinical Dermatology, 4th ed., Blackwell Publishing Company 2008; 12:162-169. Blackwell Publishing Company 2008; 12:162-169.

12- Thibutot DM, Gillanc K, Light L. Androgen metabolism in sebaceous glands from subjects with and without acne (metabolismo dos androgénios nas glândulas sebáceas de indivíduos com e sem acne). Arch Dermatol 1999; 135: 1041-1045.

13- Seirafi H, Farnaghi F, Vasheghani-Farahani A, Alirezaie N, Esfahanian F, Firooz A, Ghodsi Z. Avaliação dos androgénios em mulheres com acne de início na idade adulta. Inter J Dermatol 2007; 46: 11881191.

14- Zouboulis ChC, Degitz K. Androgen action on human skin - from basic research to clinical significance. Exp Dermatol 2004: 13 (Suppl. 4): 5-10.

15- Abdel-Rahman MY, Hurd WW. Excesso de androgénios. eMedicine 2010.

16- Habif T P. Doenças do cabelo. In: Clinical Dermatology, A color Guide to Diagnosis and Therapy .fifth ed. Mosby-Year Book; Inc. 2010; 24: 913-946.

17- Johnston GA. Graham-Brown RAC. Manifestações cutâneas de distúrbios de órgãos internos. In: Fitzpatrick's Dermatology in General Medicine, Klaus Wolff, Lowell A. Goldsmith, Stephen I. Katz, Barbara A. Gilchrest, Amy S. Paller, David J. Leffell. 7ª ed. Copyright by the McGraw-Hill Companies, 2008; 26.1445-1507.

18-Sharquie EK, Gumar A, Al-Kodsi Z.Acne vulgaris: epidemiology and grading. Saudi Med J 1991; 12:44-7.

19- Al-Shimary F. A relação do tabagismo com a frequência das doenças de pele; fumadores controlados em comparação com não fumadores. Uma tese apresentada ao Conselho Iraquiano de Especializações Médicas, Dermatologia e Venereologia 2004.

20- Shenenberger D e Utecht L. Remoção de pêlos faciais indesejados. Am Fam Phys 2002; 15.

21- Fulton J. Acne vulgaris. eMedicine 2010.

22- Revuz T. Acne juvenil polimorfa e acne do adulto. Ann Dermatol Venerol 2003; 130: 113-6.

23- Sharquie EK, Al-Hamdi KI ,Al-Nuaimy AA ,Al-battat RA .Scaring and non scaring facial acne vulgaris and the frequency of associated skin diseases. Iraqi Postgraduate Medical Journal2009; volum8 (4):332-8.

24- Kuflik J, Shwartz R. Erupções acneiformes. eMedicine 2005.

25- Christina W, Alison ML. Acne persistente nas mulheres. Am J Clin Dermatol 2006; 7 (5): 282-90.

26- Poli F, Dereno B, Verschore M. Um estudo epidemiológico da acne na mulher adulta: resultado de um inquérito realizado em França. JEADV 2001; 15:541-5.

27- Siobahn M. Pityrosporum folliculitis in e-Medicine 2009.

28- Zuazaga GJ. Pseudcfoliculite barbae; Revisão e atualização das novas modalidades de tratamento. Mil Med 2003; 168: 561-4.

29- Knaggs HE, Wood EJ, Rizer RL, Mills OH. Acne pós-adolescente. Inter J Cosm Sciences, 2004; 26: 129-38.

30- Seirafi H, Farnaghi F, Vasheghani-Farahani A, Alirezaie N, Esfahanian F, Firooz A, Ghodsi Z. Avaliação dos androgénios em mulheres com acne de início na idade adulta. Inter J Dermatol 2007; 46: 11881191. 9 .

31-Ellis CN, Leyden JJ, Kataz HF. Estudos terapêuticos com uma nova combinação de peróxido de benzoílo e gel de clindamicina na acne vulgar. Cutis 2001; 67: 13-20

32-Klaus Wolff, et al. Dermatologia de Fitzpatrick em medicina geral . 7ªed, 2008.229, página: 2181.

33- Shalita A. The integral role of topical and oral retinoids in the early treatment of acne (O papel integral dos retinóides tópicos e orais no tratamento precoce da acne). JEADV 2001; 15: 43-49.

34-Miliken LE. Ensaios clínicos fundamentais da adapalen no tratamento da acne. JEADV 2001; 15: 19-22.

35- Al-Ethawi A. Ciprofloxacin 1% gel no tratamento da acne vulgar ligeira a moderada. Uma tese apresentada ao Conselho Iraquiano de Especializações Médicas, Dermatologia e Venereologia 2005.

36- Otto H, Millis, Ronald R., Robert B. Avaliação da farmacologia do agente antimicrobiano na terapia da acne. J Am Acad Dermtol 2004; 2: 3-5.

37-Hongcharu W. Tyler CR, Chang Y, Agashi D,Anderson RR,Terapia fotodinâmica tópica para o tratamento da acne vulgaris.J Invest Dermatol 2001;115:183-192.

38-Syker NL, Websler JF. Acne a review of optimum treatment drug 1999; 48: 59-70.

39-Hirschmann JV. Visão geral dos antibióticos. In: Fitzpatrick's Dermatology In Thibutot DM. Avaliação endocrinológica e terapia hormonal para mulheres com acne difícil. JEADV 2001; 15: 57-61.

40-Dennis P. West, Lee E. West, Maria Letizia Musumeci e Giuseppe Micali. Acne vulgaris . Em: Joseph T. , Robert L. , Gary C. , Gary R. , Barbara G. , L. Michael Posey .Pharmacotherapy pathophysiological approach. 6th edition .New York: MCGRAWHILL ; 2005. P. 1755-1769.

41-Layton A. "The use of isotretinoin in acne". Dermatoendocrinol. 2009, 1 (3): 162-9

42-Lambert RW, Smith RE. "Efeitos do ácido 13-cis-retinóico na glândula meibomiana do hamster". J. Invest. Dermatol. 1989, 92 (3): 3215.

43-Kremer I, Gaton DD, David M, Gaton E, Shapiro A. "Toxic effects of systemic retinoids on meibomian glands" (Efeitos tóxicos dos retinóides sistémicos nas glândulas meibomianas). Ophthalmic Res. 1994, 26 (2): 124-8.

44-Griffin JN, Pinali D, Olds K, Lu N, Appleby L, Doan L, Lane MA. "O ácido 13-Cis-retinóico diminui o número de células hipotalâmicas in vitro". Neurosci. Res. 2010, 68 (3): 185-90.

45-Sakai Y, Crandall JE, Brodsky J, McCaffery P. "13-cis Retinoic acid (accutane) suppresses hippocampal cell survival in mice". Ann. N. Y. Acad. Sci. 2004, 1021: 436-40.

46-Crandall J, Sakai Y, Zhang J, Koul O, Mineur Y, Crusio WE, McCaffery P. "13-cis-retinoic acid suppresses hippocampal cell division and hippocampal-dependent learning in mice". Proc. Natl. Acad. Sci. U.S.A. 2004, 101 (14): 5111-6.

47-Nelson AM, Gilliland KL, Cong Z, Thiboutot DM. "O ácido 13-cis retinóico induz apoptose e paragem do ciclo celular em sebócitos SEB-1 humanos". J. Invest. Dermatol. 2006, 126 (10): 2178-89.

48-Nelson AM, Cong Z, Gilliland KL, Thiboutot DM . "O TRAIL contribui para o efeito apoptótico do ácido 13-cis retinóico nas células das glândulas sebáceas humanas". Br. J. Dermatol. 2011, 165 (3): 526-33

49-Wachter K . "Explorado o mecanismo de ação da isotretinoína". Skin &

Allergy News.2009, 40 (11): 32

50-Nelson AM, Zhao W, Gilliland KL, Zaenglein AL, Liu W, Thiboutot DM. "Neutrophil gelatinase-associated lipocalin mediates 13-cis retinoic acid-induced apoptosis of human sebaceous gland cells". J. Clin. Invest. 2008, 118 (4): 1468-78.

51-Peck GL, Olsen TG, Yoder FW, Strauss JS, Downing DT, Pandya M, Butkus D, Arnaud-Battandier J. "Prolonged remissions of cystic and conglobate acne with 13-cis-retinoic acid". N. Engl. J. Med. 1979, 300 (7): 329-33.

52-Roche Laboratories. "Accutane (Cápsulas de Isotretinoína)". Rótulo oficial do produto aprovado pela FDA (U.S. Food and Drug Administration). 2007, NDA 018-662 S-058. Recuperado em 05/02/2011.

31-Darley CR, Kirby JD, Besser GM, et al. Testosterona circulante, globulina de ligação às hormonas sexuais e prolactina em mulheres com acne vulgar de início tardio ou persistente. Br. J. Dermatol. 1982; 106:517-522.

32- Maneschi F, Pandolfo MC, et al.Avaliação androgénica de mulheres com acne tardia ou persistente. Minerva Ginecol 1989; 41: 99-103.

33- Slayden SM, Moran C, Sams WM Jr, et al. Hyperandrogenism in patients presenting with acne (Hiperandrogenismo em pacientes com acne). Fertil Steril 2001; 75: 889-892.

34- Darley CR, Moore JW, Besser GM, et al. Estado dos androgénios em mulheres com acne vulgar de início tardio ou persistente. Clin Exp Dermatol. 1984; 9: 28-35.

35- Goulden V, Clark SM, Cunliffe WJ. Acne pós-adolescente; uma revisão das caraterísticas clínicas. Br. J. Dermatol. 1997; 136: 66-70.

36- Walton S, Cunliffe WJ, Keczkes K, et al. Marcadores clínicos, ecográficos e anormais de androgenicidade na acne vulgar. Br J Dermatol 1995; 133: 249-253.

37- Cibula D, Hill M, Kuzel D, et al. The role of androgens in determining acne severity in adult women. Br. J. Dermatol.2000; 143: 399-404.

38- O'Loughlin, M. Acne in the adult female (Acne na mulher adulta). Aust. J. Dermatol. 1964; 7: 218-222.

39- Timpatanapong P, Rojanasakul A. Hormonal profiles and prevalence of polycystic ovary syndrome in women with acne. J Dermatol 1997; 24: 223-229.

40- Aizawa H, Niimura M. Anomalias dos androgénios supra-renais em mulheres com acne de início tardio e persistente. Arch Dermatol Res 1993; 284: 451-455.

41- Vexiau P, Husson C, Chivot M, et al. Excesso de androgénios em mulheres com acne isolada em comparação com mulheres com acne e/ou hirsuitismo. J Invest Dermatol 1990; 94: 179-283.

42- Homburg R, Lambalk CB. Síndrome dos ovários poliquísticos na adolescência - um enigma terapêutico. Hum Reprod 2004; 19:1039-42.

43- Punker CB, Newton JA, Kilborn J, et al. A maioria das mulheres com acne tem ovários poliquísticos. Br J Dermatol 1989; 121:675-80.

44- Paulina AE, Edmond PW, Julia RN, et al. Dermatologia das doenças relacionadas com os androgénios. Clin Dermatol 2006; 24: 289-298.

45- Carmina E, Koyama T, Chang L, Stanczyk FZ, Lobo RA. 1992 Does ethnicity influence the prevalence of adrenal hyperandrogenism and insulin resistance in polycystic ovary syndrome? Am J Obstet Gynecol. 167:1807-1812.

46-Wild RA, Umstot ED, Andersen RN, Ranney GB, Givens JR. 1983 Parâmetros androgénicos e sua correlação com o peso corporal em cento e trinta e oito mulheres que se pensa terem hiperandrogenismo. Am J Obstet Gynecol.146:602- 605.

47- Hoffman DI, Klove K, Lobo RA. 1984 The prevalence and significance of elevated dehydroepiandrosterone sulfate levels in anovulatory women. Fertil Steril. 42:76-81.

48- Filicori M. 1997 Anomalias da secreção de gonadotrofinas na SOP. In: Azziz R, Nestler JE, Dewailly D, eds. Androgen excess disorders in women. Philadelphia: Lippincott-Raven; 279-286.

49- Azziz R, Boots LR, Parker Jr CR, Bradley Jr E, Zacur HA. 1991 11βHydroxylase deficiency in hyperandrogenism. Fertil Steril. 55:733-741